CON GRIN SUS CONOCIMIENTOS VALEN MAS

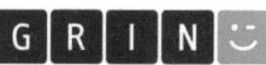

Bibliographic information published by the German National Library:

The German National Library lists this publication in the National Bibliography; detailed bibliographic data are available on the Internet at http://dnb.dnb.de .

Imprint:

Copyright © 2015 GRIN Verlag, Open Publishing GmbH
Print and binding: Books on Demand GmbH, Norderstedt Germany
ISBN: 9783668417021

This book at GRIN:

http://www.grin.com/es/e-book/355907/caracterizacion-epidemiologica-y-microbio-logica-de-la-meningoencefalitis

José Luis Montes de Oca Montano, Esther Yarinely Hernández Dieguez,
Katiuska Díaz Quintero

Caracterización epidemiológica y microbiológica de la meningoencefalitis bacteriana

Provincia Cienfuegos, Cuba, 2011 - 2012

GRIN Publishing

GRIN - Your knowledge has value

Since its foundation in 1998, GRIN has specialized in publishing academic texts by students, college teachers and other academics as e-book and printed book. The website www.grin.com is an ideal platform for presenting term papers, final papers, scientific essays, dissertations and specialist books.

Centro Provincial de Higiene, Epidemiología y Microbiología. Cienfuegos. Cuba.

Caracterización epidemiológica y microbiológica de la meningoencefalitis bacteriana. Provincia Cienfuegos 2011-2012.

Autores: Dra. Esther Yarinely Hernández Dieguez*
Dra. Katiuska Díaz Quintero**
Msc. José Luis Montes de Oca Montano ***

* Especialista de 1er grado en Medicina General Integral e Higiene y epidemiología. Profesora Instructora. Unidad Municipal de Higiene y Epidemiología. Municipio Abreus. Cuba.

** Especialista de 1er grado en Medicina General Integral e Higiene y epidemiología. Centro de trabajo: Policlínico Área IV. Municipio Cienfuegos. Cuba.

*** Tecnólogo de la Salud. Perfil: Gestión de Información en Salud. Master en Estudios Sociales de la Ciencia y la Tecnología. Profesor Asistente y Miembro de la Unión de Informáticos de Cuba (UIC).

Cienfuegos, Cuba. Año 2015

A nuestras familias por su eterno e incondicional apoyo para poder alcanzar cada uno de los propósitos trazados en aras de nuestra superación profesional.

A los especialistas del Centro Provincial de Higiene y Epidemiología de Cienfuegos que hicieron posible realizar esta investigación.

A todas las personas quienes de una manera u otra colaboraron para hacer realidad este proyecto, nuestro infinito agradecimiento

Resumen

La meningoencefalitis bacteriana enfermedad endemo-epidémica e infectocontagiosa de distribución mundial representa uno de los más graves problemas de la medicina por su elevada morbimortalidad. Se realizó un estudio observacional, descriptivo para caracterizar a los pacientes con meningoencefalitis bacteriana en la Provincia de Cienfuegos en el período 2011-2012. Se trabajó con los 30 casos diagnosticados durante el período de estudio. La recogida de la información se realizó a través de la revisión documental por parte de las autoras de las tarjetas de enfermedades de declaración obligatoria en el Centro Provincial Higiene Epidemiología y Microbiología. Luego de recoger la información necesaria, se procedió al llenado de la base de datos correspondiente en el programa SPSS versión 15.0 procesado en Windows Xp. Una vez analizada la información se presentaron los resultados en tablas y gráficos para una mejor comprensión de los mismos. En el cálculo estadístico para variables cualitativas se utilizó, tasa de letalidad, tasa de incidencia y porcentaje. En la investigación predominaron en un 33,3 % los casos mayores de 60 años, en un 70% el sexo masculino, siendo el municipio de Lajas el más afectado con una tasa de incidencia de 1,80 x 10 000 habitantes, el agente causal más frecuente fue el neumococo, presente en el 36,3 % de los casos y el de mayor letalidad la Klebsiella Neumoneae.

Palabras claves: meningoencefalitis, microbiología, epidemiología.

Índice General

INTRODUCCIÓN

Dentro de las infecciones del sistema nervioso central (SNC), se ha considerado desde hace varios siglos las meningoencefalitis bacterianas (MEB) como un gran síndrome en la literatura médica universal, encontrándose descripciones de la misma desde el siglo XVI.[1]

Conceptualmente se define a las meningoencefalitis como un proceso inflamatorio de las leptomeninges, del líquido cefalorraquídeo en el espacio subaracnoideo y del parénquima cerebral secundario a múltiples causas pero en el 90 % de los casos obedece a una infección bacteriana o viral.[2]

Hoy día representa uno de los más graves problemas de la medicina, por su elevada morbimortalidad y constituir un reto para los médicos clínicos, pediatras, epidemiólogos y microbiólogos, por requerir un correcto manejo del paciente a fin de garantizarle una evolución satisfactoria sin complicaciones ni secuelas. Los agentes biológicos causales más frecuentes de MEB en nuestro país y en el ámbito internacional desde hace 15 años son: *Neisseria meningitidis, Haemophilus influenzae* y *Streptococcus pneumoniae* que representan el 80 % de los casos.[3, 4,5]

Según estimados de la Organización Mundial de la Salud (OMS), anualmente se producen al menos 1,2 millones de casos de MB en todo el mundo, de los cuales 135 000 mueren.[6]
La frecuencia de meningoencefalitis bacteriana es variable en cada país, en Estados Unidos de Norteamérica (EUA) se estiman 3 casos por 100 000 habitantes. En México no se conoce una frecuencia real, se registran al año alrededor de 2 000 muertes por meningitis que representan aproximadamente el 30% de los casos anuales. En los adultos la letalidad es alrededor de 25% y es más elevada en los mayores de 60 años. La meningoencefalitis bacteriana es una enfermedad predominantemente de pacientes en los extremos de la vida, alrededor del 70% de los casos se presentan en menores de 5 años, con un pico en los mayores de 60 años.[7]

Esta enfermedad endemo-epidémica e infectocontagiosa de distribución mundial ha tenido su mayor incidencia en las zonas subecuatoriales que se extiende entre el Sahara y la Selva subecuatorial, llamado Cinturón Meníngeo en el África Subsahariana que incluye 15 países de esa región, también ha circulado en países de África del Sur, Zaire, Namibia, Zambia y Etiopía. Desde el comienzo de 1996 alrededor de 38 000 casos con 5 000 muertes fueron causadas por meningitis meningocócica en países africanos, la mayoría asociadas con brotes en Burkina Faso, Chad, Malí, Níger y Nigeria.[8]

Desdichadamente en los albores del siglo XXI solamente los países industrializados y algunos en desarrollo poseen sistemas de vigilancia efectivos para estas enfermedades, lo que les permite conocer los aspectos de mayor importancia para el control y la prevención.[9]
En Cuba a partir de la década del 70, empezó a observarse un incremento en la notificación de síndromes neurológicos infecciosos con evidentes cuadros clínicos que dejaban entrever que la *Neisseria meningitidis* (meningococo) había comenzado a circular con mayor frecuencia en la población cubana y con marcado énfasis en las edades infantiles. En 1980 la enfermedad meningocócica llegó a convertirse en el principal problema epidemiológico del país, con una tasa de 5,9 por 100 000 habitantes. Debido a que la alta incidencia y letalidad de la enfermedad meningocócica influyó negativamente en los indicadores de mortalidad infantil es considerada como un grave problema de salud, por lo que las autoridades sanitarias decidieron tomar múltiples medidas de control tanto asistenciales como preventivas y dentro de estas últimas la vacunación. En 1989 se realizó la vacunación masiva en el país, de los niños de tres meses a cinco años con la vacuna VA-MENGOC-BC de producción nacional y en 1990 se extendió a los escolares de 6-14 años. Posteriormente la enfermedad declinó en todo el país hasta alcanzar tasas de 1,25 y 1,73 en el año 2009 -2010 respectivamente [10, 11]
Aunque en nuestra provincia la tendencia de las meningoencefalitis bacterianas en los últimos 10 años ha sido al descenso, en el 2012 hubo un incremento con relación a años anteriores, diagnosticándose 10 casos más que en el año 2011 y reportando incidencia todos los municipios excepto Palmira. [12]

Teniendo en cuenta el aumento del número de pacientes diagnosticados con dicha patología y su distribución en la provincia nos sentimos motivadas a realizar esta investigación para intentar dar respuesta a la siguiente interrogante:

PREGUNTA DE INVESTIGACIÓN

¿Cuáles son las características microbiológicas y epidemiológicas de las Meningoencefalitis bacteriana diagnosticadas durante los últimos 2 años en la provincia de Cienfuegos?

OBJETIVOS

GENERAL: Caracterizar a los pacientes con meningoencefalitis bacteriana en la Provincia de Cienfuegos en el período 2011-2012.

ESPECÍFICOS:

1. Describir las características de los pacientes con meningoencefalitis bacteriana según variables demográficas.

2. Describir la distribución geográfica de los casos diagnosticados con meningoencefalitis bacteriana en el período de estudio.

3. Identificar variaciones en los patrones microbiológicos que están prevaleciendo en el período estudiado.

4. Determinar la letalidad de los pacientes con meningoencefalitis bacteriana según agentes etiológicos aislados.

Diseño Metodológico:

Se realizó un estudio observacional descriptivo para caracterizar a los pacientes con meningoencefalitis bacteriana en la Provincia de Cienfuegos en el período 2011-2012.

El universo estuvo conformado por los 30 pacientes diagnosticados con meningoencefalitis bacteriana en el período de estudio.

Criterios de inclusión: Todos los pacientes diagnosticados con meningoencefalitis en dicho período en la provincia de Cienfuegos.

La recogida de la información se realizó a través de la revisión documental por parte de las autoras de las tarjetas de enfermedades de declaración obligatoria en el Centro Provincial Higiene Epidemiología y Microbiología.

Operacionalización de las variables

Metódica

Para dar salida a los diferentes objetivos planteados analizamos las siguientes variables:

Demográficas

Edad: (Escala) Según años cumplidos por su naturaleza, pero para el análisis se procedió a crear grupos de edad que se relacionan a continuación:

- Menor o igual de 5 años
- 6 a 18 años
- 19 a 59 años
- 60 y más

Sexo: (Cualitativa nominal dicotómica) Categorizado en masculino y femenino, según sexo biológico de las personas.

Municipio de procedencia: (Cualitativa Nominal Politómica) Según división político administrativa del territorio.

- Cienfuegos
- Abreus
- Lajas
- Cruces
- Palmira
- Cumanayagua
- Rodas
- Aguada

Año: (Cuantitativa discreta) Según fecha del diagnóstico del caso. (Año 2011 o 2012).

Otras variables estudiadas:

Agente etiológico: (cualitativa nominal politómica) Según germen aislado mediante la técnica de Gram.

- Neumococo
- Estafilococo Aureus
- Meningococo
- Klebsiella Neumoneae
- Acynetobacter lowffii
- E.Coli

- Sin crecimiento bacteriano: Sin aislamiento bacteriano

Calcular la tasa de letalidad: No de fallecidos por germen aislado/total de casos por ese germen x 100.
Calcular tasa de incidencia: No de casos nuevos/ total de población x 10 000.

Análisis de la información: Luego de recoger la información necesaria, se procedió al llenado de la base de datos correspondiente en el programa SPSS versión 15.0 procesado en Windows Xp. Una vez analizada la información se presentaron los resultados en tablas y gráficos para una mejor comprensión de los mismos. En el cálculo estadístico para variables cualitativas se utilizó, tasa de letalidad, tasa de incidencia y porcentajes.

ANÁLISIS y DISCUSIÓN DE LOS RESULTADOS

Tabla No. 1 Distribución por grupos de edad y sexo de pacientes con meningoencefalitis bacteriana. Cienfuegos 2011-2012

Grupo de edad	Sexo Masculino		Sexo Femenino		Total	
	No.	%	No.	%	No.	%
Menor o igual a 5 años	5	23,8	2	22,2	7	23,3
6 a 18 años	3	14,3	1	11,1	4	13,3
19 a 59 años	7	33,3	2	22,2	9	30
60 y más	6	28,6	4	44,4	10	33,3
Total	21	70	9	30	30	100

Fuente: Informe estadístico del CPHEM Cienfuegos.

En la tabla anterior observamos que predominó el sexo masculino con 21 paciente representando el 70 % de los casos diagnosticados, en relación con los grupos de edad en la serie estudiada predominaron los casos en el grupo de 60 y más años con un 33,3%, seguido por el de 19 a 59 años con un 30 %. En el sexo masculino el grupo predominante fue el de19 a 59 años, seguido por los pacientes de 60 y más con un 33,3% y 28,6 % respectivamente. La mayoría de los pacientes del sexo femenino se encuentran en el grupo de 60 y más años para un 44,4%.

Resultado similar se obtuvo en una investigación realizada en la Unidad de Cuidados Intensivos del Hospital "Luis Díaz Soto" de Ciudad de la Habana cuando encontraron predominio del sexo masculino (53,8%) aunque lo hacen con porcentajes inferiores a los de nuestro estudio y en los grupos de pacientes mayores de 51 años. [13] Iguales resultados se obtuvieron en estudios realizados por *Quintana L, Serrano en el* Hospital Clínico Quirúrgico Docente Provincial « Amalia Simoni" en Camagüey. [14]

Otros autores como Guzmán Hidalgo, Bakir J, De Gentile A *y Tunkel* coinciden reportando un predominio del sexo masculino y un artículo sobre la meningoencefalitis meningocócica en Philadelphia se plantea que la misma afecta a adultos jóvenes hasta en un 35% similar a nuestro trabajo que alcanza un 30%. [15, 16,17]

La meningoencefalitis bacteriana se produce con cierta frecuencia en individuos con factores predisponentes como trastornos de la inmunidad humoral y celular, deficiencias del complemento e hipoesplenismo. Provoca alta morbilidad en adultos mayores de 65 años y un franco predominio en el sexo masculino coincidiendo con nuestros resultados. [18,19]

Tabla No. 2 Morbilidad de la Meningoencefalitis bacteriana por Municipios. Provincia Cienfuegos 2011-2012.

Municipios	No casos	Tasa incidencia *
Abreus	1	0,31
Aguada	5	1,55
Cienfuegos	13	0,75
Cruces	1	0,31
Cumanayagua	1	0,19
Lajas	4	1,80
Palmira	0	0
Rodas	5	1,48
Provincia	30	0,73

Fuente: Informe estadístico del CPHEM Cienfuegos.
* tasa de incidencia x 10 000 habitantes

En la tabla No. 2 se aprecia que el mayor riesgo a enfermar por meningoencefalitis bacteriana se obtuvo en el municipio de Lajas con 4 casos y una tasa de incidencia de 1,80 por 10 000 habitantes, seguido de Aguada y Rodas con 5 casos para una tasa de 1,55 y 1,48 respectivamente; en el municipio de Palmira la incidencia se mantuvo en 0, por tanto se constata que la morbilidad de la entidad que nos ocupa ha tenido un comportamiento irregular en la provincia.

Diferentes estudios plantean que la meningitis bacteriana tiene una distribución muy amplia e influyen las condiciones climáticas, como humedad baja, vientos secos y altos niveles de polvo en el aire, ocurre una desecación de las mucosas del tracto respiratorio superior, que facilita la entrada y diseminación de la N. meningitidis y propicia un incremento de la morbilidad. Estos estudios coinciden con la distribución de la enfermedad en la provincia porque la mayor incidencia se reporta en los municipios más alejados de la cabecera provincial con predominio de la zona rural y condiciones climáticas similares [20,21]

Otros autores refieren que la meningitis bacteriana es uno de los mejores ejemplos de enfermedades en las cuales las diferencias económicas, las inequidades existentes en aspecto de vivienda, salud, hacinamiento, calidad de vida, nutrición, educación y el desarrollo económico díganse las determinantes sociales de la salud influyen en su distribución, factores que consideramos tienen validez en nuestra provincia porque en el territorio a pesar de los esfuerzos de las autoridades locales existen diferencias entre los municipios. [22-24]

Gráfico No. 1 Distribución de la variación de los agentes causales de pacientes con meningoencefalitis bacteriana. Cienfuegos 2011-2012.

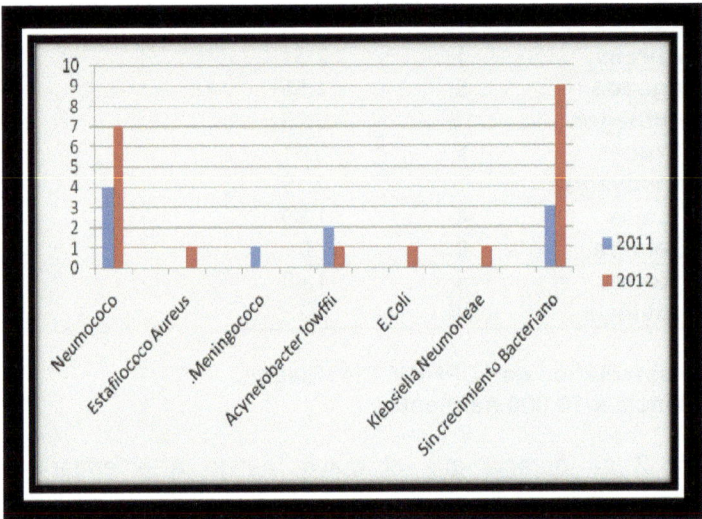

Fuente: Tabla No 3

En la investigación resultó más frecuente el agente causal neumococo con 11 casos para un 36,6 %, seguido del Acynetobacter lowffii con 3 casos par un 3,33%. Se aprecia que en el 40% de los casos estudiados no hubo crecimiento bacteriano en la técnica de Gram.

A nivel mundial los agentes bacterianos responsables de esta patología son variados; sin embargo, *Neisseria meningitidis*, *Haemophilus influenzae* y *Streptococcus pneumoniae* son las causas más frecuentes, tanto en niños como en adultos (más del 50%). [25] En Cuba Streptococcus pneumoniae ha pasado a ser desde 1999 el principal agente causal de meningoencefalitis bacteriana como consecuencia de las intervenciones vacunales efectuadas anteriormente contra Neisseria meningitidis y Haemophilus influenzae tipo b resultado similar obtuvimos en nuestro estudio. [26] Otros autores cubanos también reportan similares resultados como (Kim, 2010). [27]

En el Hospital Docente Pediátrico Provincial de Pinar Del Río se estudiaron los agentes causales de Meningoencefalitis , durante el período 2000-2004 y se observó una tendencia significativa a la disminución de las Meningitis de causa bacteriana en ese quinquenio evaluado y las bacterias aisladas que aparecen con mayor frecuencia son la Neisseria meningitidis , seguido del Streptococcus pneumoniae y en último lugar con solo dos casos se encontró Haemophilus Influenzae , estos resultados difieren de los nuestros dado que la tendencia en el período estudiado fue de aumento y la bacteria de mayor frecuencia fue el Streptococcus pneumoniae [28]

Resultados similares se publican en el mundo por ejemplo en Estados Unidos el Streptococcus pneumoniae es el microorganismo más frecuente con una tasa de incidencia de 11 por 100.000 habitantes, que representa cerca del 50% de los casos [29] En Chile S. pneumoniae es la segunda causa de MBA, responsable del 15,2% de los casos, [30].

Estudios realizados en Cienfuegos, entre los años 1996 al 2006 a los pacientes con Meningoencefalitis bacteriana, se demostró que el microorganismo aislado con mayor frecuencia en los mayores de 15 años resultó ser Streptococcus pneumoniae [31]

En este estudio en el 40 % de los pacientes no hubo crecimiento bacteriano resultado que coincide con los de Pérez y col (2008) han reportado en Cuba un porcentaje de no identificación de los agentes etiológicos causantes de MB entre 40,9-73,4% durante el período de estudio, pudiera relacionarse con la disminución de las capacidades diagnósticas de los laboratorios de microbiología de los hospitales como consecuencia de algunos déficit materiales. También influyó en la no identificación del agente etiológico la aplicación de terapia antibiótica previa a la toma de la muestra de LC. [32]

La OMS (World Health Organization, 2001) reporta que en el sudeste de Asia el porcentaje de cultivos negativos en casos de MB es 60% en Tailandia, 87% en China y 48% en Hong Kong. Por otra parte, en un estudio reciente en Grecia, Karanica y col (2009) reportan 20,4% de cultivos negativos en casos diagnosticados de MB. [33]

Tabla No.4 Distribución de los pacientes fallecidos por meningoencefalitis bacteriana según agente causal. Cienfuegos 2011-2012.

Agentes causales	Número de casos	Número de casos fallecidos	Tasa*
Neumococo	11	6	54,4
Estafilococo Aureus	1	0	0
Meningococo	1	0	0
Acynetobacter lowffii	3	0	0
E.Coli	1	0	0
Klebsiella Neumoneae	1	1	100
Sin crecimiento Bacteriano	12	1	8,3
Total	30	8	26,6

Fuente: Informe estadístico del CPHEM Cienfuegos.
*Tasa de letalidad x 100
La tasa de letalidad de la meningoencefalitis en la provincia durante el periodo de estudio fue de 26,6, identificando a los agentes causales Klebsiella Neumoneae y neumococo como los más letales.

Según datos aportados en Latinoamérica se producen cada año 9 000 casos de meningitis bacteriana aguda (MBA), con un 10% de letalidad promedio y 30% de secuelas. [34]

En este estudio la alta letalidad causada por *Streptococcus pneumoniae* en edades avanzadas de la vida (más de 65 años) coincide plenamente con lo expresado por otros autores en sus respectivas investigaciones, estos resultados pudieran estar relacionados con el deterioro del estado inmunológico que presentan algunos pacientes en edad geriátrica, unido a la presencia de enfermedades crónicas, frecuentes en estas edades. [35, 36-37]

Autores como Barletta del Castillo en su Tesis de maestría cuando señaló que *Streptococcus pneumoniae* fue el causante de las tasas más elevadas de letalidad en todos los trienios de su investigación que abarcó un período de 20 años, al obtener cifras que fluctuaron entre 28 y 50%. [31]

Por otra parte los resultados obtenidos por Alonso Díaz y cols. [20] son superiores a los nuestros al encontrar valores de letalidad de 48,7%, por fallecer 19 pacientes, todos mayores 70 años. También Rossanna Lagos y cols en una investigación que incluyó 216 episodios de Meningitis por *Streptococcus pneumoniae* señala que el 44% de los pacientes estudiados resultaron fallecidos. [5]

CONCLUSIONES:

En la investigación predominaron los casos mayores de 60 años, del sexo masculino, siendo el municipio de Lajas el más afectado, el agente causal de mayor incidencia el neumococo y de mayor letalidad la Klebsiella Neumoneae.

RECOMENDACIONES:

- Continuar la investigación y ampliar el estudio, incluyendo otras variables clínicas y epidemiológicas.

- Las evidencias de esta investigación apoyan la necesidad de la aplicación en Cuba de una vacuna contra neumococo y la Klebsiella Neumoneae con una estrategia que priorice a los grupos de edad y municipios de mayor riesgo.

Bibliografía

1- Brooks G, Butel J, Nicholas O. Parasitosis. En: Jawetz J, Melnick J y Adelberg E, editores. Microbiología médica. 14 ed. La Habana: ECIMED; 2008.p.234-67.

2- Manchanda V, Gupta S, Bhalla P. Meningococcal disease: History, epidemiology pathogenesis, clinical manifestations, diagnosis, antimicrobial susceptibility and prevention. Indian J Med Microbiol. 2006; 24:7-19.

3- Sanchén A, Torres LD, Cordero O, Rodríguez O. Caracterización epidemiológica y microbiológica de las meningoencefalitis bacterianas en la provincia de Camagüey. Rev Elect Arch Méd Camagüey [serie en Internet]. 2010 [citado 5 julio 2013]; 19(Supl 3):[aprox. 6 p.]. Disponible en: http://www.cmw.sld.cu/amc/

4- Mayoral C, Baroni MR, Giani R, Virgolini S, Zurbriggen L, Regueira M. Distribución de serotipos de Streptococcus pneumoniae aislados de infecciones invasoras en el Hospital de Niños de Santa Fe.Rev. argent. microbiol. 2008 ener. /mar; 40(1).

5- Alonso T, Gómez A, Corrales I, Fernández A, Ardisana O. Morbimortalidad por meningoencefalitis bacterianas. Rev Cubana Med Int Emerg. 2009; 8(3):1439-49.

6- World Health Organization. Haemophilus influenzae type b immunization. Introducing Haemophilus influenzae type b (Hib) conjugate vaccine into national immunization services. Geneva: WHO; 2001. Hallado en: http://www.who.int/vaccines-documents/Docs PDF01/www599.pdf. Acceso el 5 de julio de 2013.

7- Organización Panamericana de la Salud. Tratamiento de las enfermedades Infecciosas. 3ra ed. Washington, DC: Organización Panamericana de la Salud; 2007-2008

8- Otero Reigada MC, Pérez Tamarit D, Asensi Boted F. Meningitis bacterianas. En: Protocolos diagnósticos y terapéuticos en Pediatría. Tomo 2 .Infectología. Madrid: Asociación Española de Pediatría; 2001:149-55.

9- Pérez A, Dickinson F, Tamargo I, Sosa J, Quintana I, Ortiz P, et al. Resultados y experiencias de la vigilancia nacional de meningitis bacteriana en Cuba. Biotecnología Aplicada. 2003; 20(2):118-22.

10- Dickinson MF, Pérez RA. Meningoencefalitis bacterianas en Cuba. Rev Cubana Hig Epidemiol. 2001 May-ago; 39(2): 86-94. Disponible en: http://scielo.sld.cu/scielo.php?script=sci_arttext&pid=S1561-30032001000200003&lng=es

11- Cuba. Ministerio de Salud Pública. Anuario estadístico. [Internet]. La Habana: MINSAP; 2012 [citado 6 de julio de 2013]. Disponible en: http://bvs.sld.cu/cgi-in/wxis/anuario/?IsisScript=anuario/iah.xis&tag5001=mostrar^m1534&tag5009=STANDARD&tag5008=10&tag5007=Y&tag5003=anuario&tag5021=e&tag5022=2006&tag5023=1534

12. Reporte de los principales indicadores del SNI de la provincia Cienfuegos. Años 1992-2012. Departamento Estadística. Centro Provincial Higiene Epidemiología y Microbiología. (1992-2012)

13. Alonso T, Gomez A, Corrales L, Fernández A, Ardisana O. Morbimortalidad por meningoencefalitis bacteriana. Unidad de Cuidados Intensivos. Hospital "Dr. Luis Díaz Soto". Ciudad de la Habana. Revista Cubana de Medicina Intensiva y Emergencias 2009; 8(3)

14. Quintana L, Serrano J, Guerrero G, Rodríguez A. Caracterización de los pacientes ingresados por Meningoencefalitis. 1995-2001. Hospital Clínico Quirúrgico Docente Provincial "Amalia Simoni" Camagüey. Archivo Médico de Camagüey 2003; 7(5)

15. Guzmán MA, Valdivia M, Mayea G, Rafael B. Meningoencefalitis bacteriana aspectos clínicos y epidemiológicos. Año 2001-2006. Gaceta Médica Espirituana 2007; 9(3).

16. Bakir J, De Gentile A, López E, Proscopio A, Vázquez M. Perfil epidemiológico de las infecciones invasivas por Streptococcus pneumoniae. Rev Chil. Pediatr. 2003; 74 (1): 105-13

17.Tunkel A. Bacterial meningitis. Philadelphia: Lippincott Williams & Wilkins; 2001.

18. Ryan KJ; Ray CG (editors). Streptococcus pneumoniae. Sherris Medical Microbiology 4th ed. McGraw Hill.2004.

19. Benenson AS. El control de las enfermedades transmisibles en el hombre. Washington: OPS; 2001.p.427.

20. Van de Beek D, de Gans J, Tunkel AR, Wijdicks EF. Community-acquired bacterial meningitis in adults. N Engl J Med. 2006; 354 : 44-53.

21. Theodoridou MN, Vasilopoulou VA, Atsali EE, Pangalis AM, Mostrou GJ, Syriopoulou VP, et al. Meningitis registry of hospitalized cases in children: Epidemiological patterns of acute bacterial meningitis throughout a 32-year period. BMC Infect Dis. 2007 [citado el 10 de julio de 2013]; 7. Disponible en: http://www.biomedcentral.com/1471-2334/7/101

22. Vélez IM. La higiene previene la meningitis (monografía). Secretaría de Salud de Medellín, Colombia, 2004.

23. Vélez IM. Manual para el control de las enfermedades transmisibles. Organización Panamericana de la Salud 2004. (Publicación científica No. 564), p. 2.

24. World Health Organization. The pediatric bacterial meningitis surveillance network in WHO's African region, 2001-2008. Wkly Epidemiol Rec. 2009;84:173-84.

25. Davenport MC, Del Valle MP, Gallegos P, Kannemann AL, Bokser VS. Meningitis bacteriana: factores de riesgo para el desarrollo de complicaciones agudas. Arch. Argent. pediatr. Buenos Aires sep. /oct. 2007; 105 (5).

26. Cueto Montoya GA, Pérez Cueto MC. *Streptococcus pneumoniae* aislados de infecciones invasivas: serotipos y resistencia antimicrobiana. Rev Cubana Med Gen Integr. Ciudad de La Habana ene.-mar. 2007; 23 (1).

27. Kim KS. Acute bacterial meningitis in infantsand children. Lancet Infect Dis. 2010;10:32-42.

28. Miranda Pérez Y, González Fajardo I, Arteche Díaz N. Algunas características clinico-epidemiologico de las meningoencefalitis bacterianas. Hospital Docente Pediátrico Provincial. 2000-20004. Revista Universidad Médica Pinareña. 2006; 2 (1)

29. Benenson A, Manual para el control de las enfermedades transmisibles. Organización Pana-mericana de la Salud. (Publicación científica No. 564), p. 307

30. Valeria J. Conceptos microbiológicos de *Streptococcus pneumoniae*. Rev Chil Infect. 2001; 18 (1): 6 -9.

31. Barletta del Castillo JE. Caracterización epidemiológica y microbiológica de las meningoencefalitis bacterianas .Cienfuegos 1986-2006. (Tesis de maestría en infectología).Cienfuegos; 2007.

32. Pérez A, Rodríguez M, Toledo I, Molina N, de la Fuente L, Abad Y, et al. Connotación de la Meningitis Bacteriana sin especificar agente en la población cubana, 1998-2007. Informe Científico-Técnico. IPK. 2008.

33. Karanika M, Vasilopoulou VA, Katsioulis AT, Papastergiou P, Theodoridou MN, Hadjichristodoulou CS. Diagnostic clinical and laboratory

findings in response to predetermining bacterial pathogen: data from the Meningitis Registry. PLoS One. 2009 [citado el 13 de Julio de 2013];4(7):e6426. Disponibleen: http://www.ncbi.nlm.nih.gov/pmc/articles/PMC2714179/pdf/pone.0006426.pdf

34. Ryan KJ; Ray CG (editors). Streptococcus pneumoniae. Sherris Medical Microbiology 4th ed. McGraw Hill.2004.

35. Alonso T, Gomez A, Corrales L, Fernández A, Ardisana O. Morbimortalidad por meningoencefalitis bacteriana. Unidad de Cuidados Intensivos. Hospital "Dr. Luis Díaz Soto". Ciudad de la Habana. Revista Cubana de Medicina Intensiva y Emergencias 2009; 8(3)

36. Fernández P, Viladrich Gudial F, tratamiento actual de la meningitis neumocóccica Enf. Inf. Microb Clin. 2001; 9 (10): 591-3

37. Asensi Botet, F. Tratamiento de las meningitis bacterianas. An Esp. Pediatr 2002; 57:19-23

Anexo 1.

Tabla # 3 Distribución de la variación de los agentes causales de pacientes con meningoencefalitis bacteriana. Cienfuegos 2011-2012

Agentes causales	2011	%	2012	%	Total	%
Neumococo	4	40	7	35	11	36,6
Estafilococo Aureus	0	0	1	5	1	3,33
Meningococo	1	10	0	0	1	3,33
Acynetobacter lowffii	2	20	1	5	3	10
E.Coli	0	0	1	5	1	3,33
Klebsiella Neumoneae	0	0	1	5	1	3,33
Sin crecimiento Bacteriano	3	30	9	45	12	40
Total	10	33,3	20	66,6	30	100

Fuente: Informe estadístico del CPHEM Cienfuegos.

CON GRIN SUS CONOCIMIENTOS VALEN MAS

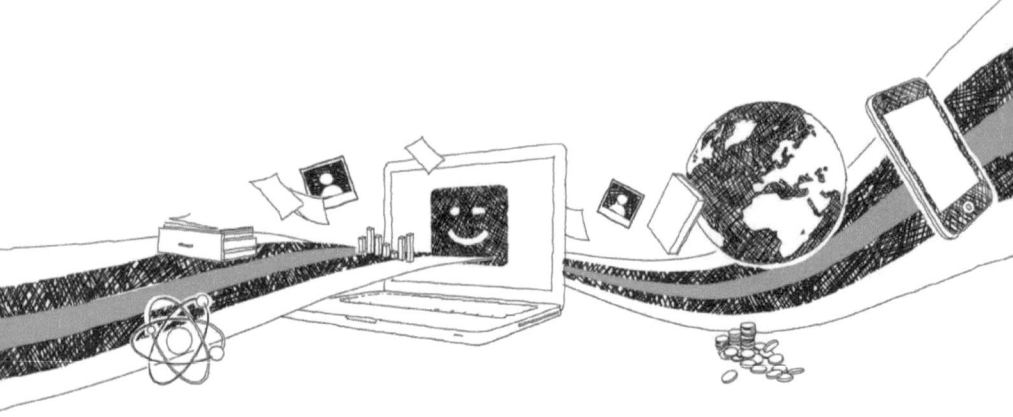

- Publicamos su trabajo académico, tesis y tesina

- Su propio eBook y libro - en todos los comercios importantes del mundo

- Cada venta le sale rentable

Ahora suba en www.GRIN.com y publique gratis